Was tun bei ...

Hautkrankheiten

Naturheilkunde und anthroposophische Medizin

Isabel Bloss

KVC | VERLAG

KVC Verlag | Natur und Medizin e. V.
Am Deimelsberg 36, 45276 Essen
Tel.: (0201) 56305 70, Fax: (0201) 56305 60
www.kvc-verlag.de

Bloss, Isabel
Hautkrankheiten – Naturheilkunde und anthroposophische Medizin

Wichtiger Hinweis: Jede Dosierung oder Applikation erfolgt auf eigene Gefahr des Benutzers. Geschützte Warennamen (Warenzeichen) werden nicht besonders kenntlich gemacht.

ISBN 978-3-96562-090-2

Umschlaggestaltung: eye-d Designbüro, Essen
Druck: Rudolf Glaudo GmbH & Co. KG, Wuppertal

Inhalt

Einleitung

Die Haut ist unser größtes Organ. Sie hat beim Erwachsenen eine Fläche von fast zwei Quadratmetern, umschließt nahezu den gesamten Körper und macht fast ein Sechstel des Körpergewichtes aus. Unsere Gesundheit und unser Wohlbefinden sind abhängig vom Zustand unserer Haut. Sie ist eine natürliche Barriere gegen Bakterien und Viren, reguliert den Flüssigkeitshaushalt und die Körpertemperatur.

Unsere Haut ist auch ein Meister der Regeneration, u. a. durch die Nährstoffversorgung über die Fettzellen in der Unterhaut. Wer schon einmal eine größere oder kleinere Wunde, eine OP-Naht, eine Abschürfung oder Ähnliches hatte, weiß, dass nach einer gewissen Zeit die Haut quasi von selbst wieder zuheilt und das verletzte Gewebe sich meist komplett regeneriert.

Kleine Veränderungen an der Haut können bereits Hinweise auf Erkrankungen der Haut selbst oder des Körperinneren sein. Infektionskrankheiten wie Masern und Herpes äußern sich in Hautsymptomen. Dabei ist die Haut von Natur aus sehr sensibel, reagiert schnell auf Berührung und Schmerz.

Dies ist nur einer der Gründe, warum wir unsere Haut pflegen und schützen müssen. Das funktioniert zum Teil über die äußere Pflege und zum anderen über unseren Lebensstil. Viel Trinken (vor allem Wasser und ungesüßte Kräutertees) hält die Haut zum Beispiel feucht und geschmeidig. Eine sanfte Reinigung der Haut mit möglichst parfümfreien und rückfettenden Produkten erhält den natürlichen Säureschutzmantel, und eine hautfreundliche Ernährung inklusive der Pflege des empfindlichen Darmmikrobioms erhält nicht nur unsere Hülle, sondern unseren gesamten Organismus gesund.

All diese Themen werden im vorliegenden Ratgeber angesprochen. Im ersten Teil geht es um den Aufbau und die Funktion der Haut. Im Anschluss gibt es einige Abschnitte zur Pflege der gesunden Haut – innerlich wie äußerlich. Im zweiten Teil des Buches werden Hautkrankheiten angesprochen – vom Krankheitsbild über die konventionelle zur ganzheitlichen Therapie.

Teil 1: Die gesunde Haut

Der Aufbau der Haut

Die menschliche Haut besteht aus drei Schichten – Oberhaut (Epidermis), Lederhaut (Dermis) und Unterhaut (Subkutis). Dazu kommen die sogenannten Hautanhangsgebilde: Talg- und Schweißdrüsen sowie Haarfollikel.

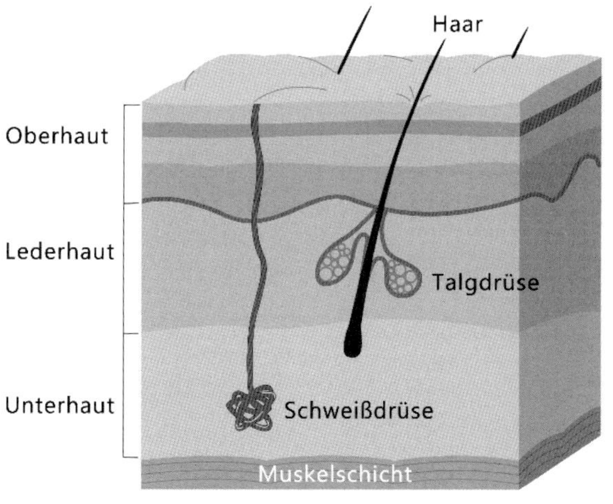

Die Schichten der Haut

Die Oberhaut – Epidermis

Die Oberhaut oder Epidermis ist die äußere Hautschicht, die wir sehen und berühren können. Sie schützt den Körper vor äußeren Einflüssen (Gifte, Reizstoffe, Bakterien, Pilze, Viren etc.) und vor Flüssigkeitsverlust. Die Oberhaut besteht aus fünf verschiedenen Zellschichten: Basalschicht, Stachelzellschicht, Körnerzellschicht, Glanzschicht und Hornschicht. Die Hornschicht beherbergt die Poren der Schweißdrüsen und die Öffnungen der Talgdrüsen.

Die Oberhaut ist mit einer natürlichen Emulsion aus Wasser und fettähnlichen Substanzen (Lipiden) bedeckt, dem sogenannten Hydrolipidfilm, der durch die Sekrete der Schweiß- und Talgdrüsen gebildet wird. Der Hydrolipidfilm schützt vor Keimen und schädigenden Stoffen aus der Umwelt.

Im Inneren der Hornschicht sind die Zellen durch Lipide miteinander verbunden und bilden damit einen natürlichen Schutz, den sogenannten Säureschutzmantel. Die gesunde Haut hat einen leicht sauren pH-Wert zwischen 5,4 und 5,9. Dieses Milieu bildet die ideale Grundlage für die Reparatur von Schäden an der Hornschicht und

für Enzyme, die die gesunde Abschuppung steuern. Es ermöglicht zudem die Ansiedelung der gesunden Hautflora mit wichtigen Mikroorganismen.
An den meisten Körperstellen ist die Oberhaut nur etwa 0,1 mm dick. An den Augen ist sie deutlich dünner (0,05 mm) und an den Fußsohlen deutlich dicker (zwischen 1 und 5 mm).

Lederhaut – Dermis

Die zweite Hautschicht ist die Lederhaut oder Dermis, die mit ihrer dicken unteren Schicht an die Unterhaut (Subcutis) grenzt und nach oben mit einer wellenförmigen Schicht an die Oberhaut (Epidermis) heranreicht.
Die Lederhaut bildet die dicke, elastische und dennoch feste Mittelschicht der Haut, die ihrerseits wiederum aus zwei Schichten besteht: die untere Schicht (Stratum reticulare) und die obere Schicht mit zapfenartigen Ausziehungen (Stratum papillare). Die Lederhaut besteht vor allem aus Bindegewebsfasern wie Kollagen und Elastin. Diese Fasern sind in eine gelartige, sehr feuchtigkeitshaltige Grundsubstanz eingebettet. Die Lederhaut spielt die zentrale Rolle für den

Schutz des Körpers vor äußeren Einflüssen und Reizstoffen und versorgt die Haut nach innen mit Nährstoffen. Weiter befinden sich in der Lederhaut Lymphgefäße, Rezeptoren für Sinneswahrnehmungen (z. B. Tastsinn und Berührungsempfindung) und die Haarwurzeln.

Unterhaut – Subkutis

Die Unterhaut oder Subkutis bildet die letzte Hautschicht, die den Körper polstert und isoliert. Sie speichert Wärme und Energie. Die Unterhaut enthält relativ viele Fettzellen sowie Kollagenfasern und Blutgefäße. Dabei variiert die Anzahl der Fettzellen je nach Körperregion, Alter und Geschlecht.

Die Funktion der Haut

Die Haut bildet die Barriere zwischen der Außenwelt und dem Inneren des Körpers. Gleichzeitig ist sie auch ein Vermittler von der Außenwelt in unseren Körper und hat einen großen Einfluss auf den gesamten Organismus. Dies wird z. B. daran deutlich, dass bereits ein Verlust von 20 % der gesamten Haut, etwa bei großflächigen Verbrennungen, tödlich sein kann.

Schutzfunktion

Zunächst einmal ist der äußere Schutz wichtig, der gleichzeitig auch der **Schutz vor chemischen Reizstoffen** und **ultravioletten Strahlen** ist. Die wichtigste Barrierefunktion übernimmt dabei, wie bereits beschrieben, die Hornschicht der Oberhaut. Sie enthält natürliche Feuchthaltefaktoren, z. B. Milchsäure und Harnstoff, die die Haut geschmeidig halten. Wenn die Haut alkalischen Chemikalien (z. B. Putzmittel oder andere chemische Stoffe, auch reizende Kosmetik) ausgesetzt ist, wirkt das Puffervermögen des Hydrolipidfilms sowie des intakten Säureschutzmantels als sprichwörtlicher Mantel, der das

Eindringen chemischer Substanzen verhindert. Ähnlich verhält es sich übrigens mit Bakterien, Pilzen und Viren.

Eine besondere Schutzfunktion der Haut ist die **Ausbildung von Verdickungen** (Schwielen). Wenn auf die Haut bestimmte äußere Reize (z. B. chemische Reizstoffe) wiederholt einwirken, verdickt sich die Hornschicht, es kommt zur Schwielenbildung, die als eine Art verstärkte Schutzschicht anzusehen ist. Der gleiche Mechanismus findet bei UV-Licht statt: Wenn die Oberhaut wiederholt und häufiger mit UV-B-Licht in Kontakt kommt, verdickt sich die Hornschicht und bildet innerhalb von zwei bis drei Wochen eine sogenannte Lichtschwiele aus, die wochenlang bestehen bleibt und den Eigenschutz der Haut verbessert. Die Hautverdickung reflektiert, filtert und streut dann das Sonnenlicht.

Vorsicht! Trotz guter Schutz- und Reparaturmechanismen der Haut können lange Sonnenbäder oder Solarienaufenthalte das Erbgut der Hautzellen schädigen, vorzeitige Hautalterung oder gar Hautkrebs auslösen.

Die Haut übernimmt zudem den **Schutz des Körpers vor Druck, Stößen** und **Abschürfungen**. Die

Oberhaut ist hierbei wiederum die erste Barriere, gefolgt von den Fettzellen der Unterhaut, die als Polster eine Art Stoßdämpfer bilden und in der Tiefe Knochen und Muskeln schützen.

Weitere Funktionen

Die **Regulierung der Körpertemperatur** ist eine weitere Funktion der Haut. Durch Schwitzen kühlt die Haut den Körper und schützt ihn damit vor Überhitzung. Bei Kälte wiederum ziehen sich die Blutgefäße in der Lederhaut zusammen, um Wärme im Körper zu speichern. In der Unterhaut bilden die Fettzellen eine weitere Schutz- und Isolierschicht vor Hitze und Kälte.

Schließlich kommt der Haut die Funktion der **Steuerung von Sinneseindrücken** zu. Nervenendigungen und spezielle Rezeptoren nehmen Sinnesreize wie Berührungen, Druck, Vibrationen, Schmerz oder Temperatur wahr und leiten sie an das entsprechende Zentrum im Gehirn weiter.

Die Haut hat neben all diesen Funktionen eine wichtige **Entgiftungsaufgabe**. Unser Körper nimmt über die Nahrung, das Atmen, über Haut und Schleimhäute zahlreiche Substanzen auf und verarbeitet sie. Beim Verarbeiten oder Verstoffwechseln verbleiben im Körper Reste, die wir nicht weiter gebrauchen können und die über die Entgiftungs- und Ausscheidungsorgane (Darm, Nieren, Lunge, Leber, Bauchspeicheldrüse, Lymphsystem und Haut) verarbeitet und dann ausgeschieden werden. Leber, Bauchspeicheldrüse, Nieren und Lymphsystem sind für die Verarbeitung von Giftstoffen zuständig, der Darm scheidet den Kot aus, die Blase den Urin, die Lunge das Kohlendioxid und die Haut den Schweiß.

Die Entgiftung über den Darm oder die Leber spielt auch für die naturheilkundliche Therapie und für die Entlastung der Haut eine wichtige Rolle. Vereinfacht gesagt muss die Haut weniger entgiften, wenn die anderen Entgiftungsorgane aktiv sind.

Zu guter Letzt ist die Haut auch **Teil unseres Immunsystems** und einer gesunden Abwehr des Körpers. Wenn Erreger durch den Säureschutzmantel in die Haut eindringen, wird das körpereigene Abwehrsystem von den sogenannten Langerhans-Zellen in der Oberhaut mobilisiert. In der Folge erhöht sich in der betroffenen Region der Zufluss an Blut und Lymphe, es kommt zu Rötung, Schwellung oder Quaddelbildung, die anzeigen, dass eine Störung vorliegt.

Schutz und Pflege der Haut

Hautpflege von außen

Die äußerliche Pflege der gesunden Haut ist eigentlich sehr einfach: Vermeiden Sie aggressive und parfümierte Substanzen. Wichtig ist, dass alle Hautpflegemittel möglichst naturbelassen sind und keinerlei Zusatzstoffe enthalten. Daher sind alle milden Produkte geeignet, die am besten NaTrue-zertifiziert sind bzw. aus kontrolliert biologischem Anbau stammen oder ein Demeter-Label tragen. In den meisten konventionellen Produkten sind leider immer noch viele Zusatzstoffe, Konservierungsstoffe oder auch Parabene bzw. Mikroplastik enthalten. Da die gesunde Haut, wie wir gelesen haben, eine hervorragende Fähigkeit zur Regeneration hat, gilt insgesamt: je weniger, desto besser.

Auch Anwendungen mit Thermalwasser (z. B. Sprays von Avène) können – auch im Akutfall oder bei chronischen Rötungen – äußerlich beruhigend wirken.

Hautpflege von innen

Noch wichtiger ist die Hautpflege von innen. Zunächst ist es für die Haut besonders wichtig, dass wir genug trinken: 1,5–2 Liter Wasser oder ungesüßten Kräutertee pro Tag.

Für die Hautpflege von innen spielt außerdem der Darm bzw. die Zusammensetzung der Darmbakterien eine sehr wichtige Rolle. Das liegt zum großen Teil an der Verdauungsleistung, denn was der Darm nicht verarbeitet, belastet die Entgiftungsorgane, also auch die Haut. Die Schleimhäute des Verdauungstraktes sind mit sogenannten Mikrobiotika besiedelt. Das sind Bakterien, Viren, Protozoen (Einzeller) und Pilze. Ihre Gesamtheit nennt man Mikrobiom. Dieser Biofilm ist eine Schutzschicht der Schleimhaut gegen krankmachende Keime. Zu den Mikroorganismen gehören „gute" wie „schlechte" Bakterien, denn auch krankmachende Keime sind in unserem Darm natürlich enthalten. Sie werden normalerweise von den anderen Mikrobiotika in Schach gehalten.

Die beste Methode, ein gesundes und ausgewogenes Darmmikrobiom zu erhalten, ist eine entsprechende Umstellung der Ernährung, die gegebenenfalls durch die Zufuhr von Mikronährstoffen begleitet werden kann. Für den Erhalt einer stabilen und gesunden Darmflora wird eine pflanzenbasierte, ballaststoffreiche, vollwertige Ernährung, möglichst aus dem Bio-Lebensmittelbereich empfohlen (s. dazu die Kapitel zu Symbioselenkung und Ernährungsmedizin ab Seite 18).

Teil 2: Erkrankungen der Haut

In diesem Buch wollen wir die naturheilkundliche Sicht auf Krankheiten der Haut in den Mittelpunkt stellen und mit der anthroposophischen Therapie ergänzen. Exemplarisch werden dafür drei häufige Krankheitsbilder der Haut angesprochen: Neurodermitis, Rosazea und Schuppenflechte (Psoriasis).

In der Schulmedizin wird die erkrankte Haut symptomatisch behandelt. Zum Einsatz kommen dann häufig Medikamente, die die Symptome unterdrücken und so den Schmerz, die Entzündung, den Juckreiz lindern. Sehr häufig sind die Medikamente aber mit unangenehmen Nebenwirkungen behaftet, und die Symptome kehren zurück, wenn man sie absetzt. Ein Grund also, sich nach Alternativen oder begleitenden Verfahren umzusehen.

Die Naturheilkunde und die anthroposophische Medizin sehen Hautsymptome eher als sichtbares Zeichen eines zugrundeliegenden Problems, das ganzheitlich und systemisch behandelt werden muss.

Basismaßnahmen

Entgiftung über die Leber

In der Erfahrungsheilkunde hat es sich als äußerst wirksam erwiesen, begleitend zur Therapie von Krankheiten die Entgiftungsorgane anzuregen. Bei Hauterkrankungen ist die gezielte Entgiftung des Körpers über die Leber besonders wichtig. Die Leberentgiftung bzw. -entlastung ist eine wichtige Maßnahme, um die Haut zu stabilisieren und die entzündlichen Veränderungen abzumildern. Geeignete Heilpflanzen zur Entgiftung über die Leber sind die **Mariendistel** (*Silybum marianum*) als Leitpflanze und der **Löwenzahn** (*Taraxacum officinale*).

Präparate mit Mariendistel:

- Carduus marianus Urtinktur (CERES): morgens und abends 3–5 Tropfen in etwas Wasser gelöst
- Legalon (Madaus): 1–2 x täglich 1 Kapsel

Präparate mit Löwenzahn:

Taraxacum Urtinktur (CERES), morgens und abends 5 Tropfen

Einnahmeempfehlung: Die Präparate werden als Kur über 4–6 Wochen eingenommen. Anschließend wird der Therapieerfolg überprüft.

Vorsicht: Legalon Kapseln sind etwas höher dosiert und sollten ohne ärztliche Rücksprache nicht länger als 4 Wochen eingenommen werden.

Auch Trinkkuren mit Heiltee, z. B. Basen-Aktiv-Tee Nr. 2 mit Mariendistel und Löwenzahn (Salus), können sehr gut helfen. 3–4 Tassen pro Tag über einen Zeitraum von 6–8 Wochen trinken. Die Wirkung an der Haut können viele Betroffene schon nach 1–2 Wochen feststellen: weniger Rötungen, weniger Spannungsgefühl.

Vorsicht! Fragen Sie bei allen begleitenden Maßnahmen Ihren Arzt/Ihre Ärztin. Leberkuren sollten möglichst nicht im Alleingang gemacht werden, gerade, wenn noch zusätzliche Medikamente eingenommen werden.

Symbioselenkung

Naturheilkundlich tätige Ärzte sehen einen Zusammenhang zwischen Störungen der Haut und einer Schwäche der Darmflora. Dieser Bezug dient im Verlauf einer Behandlung als therapeutische Möglichkeit. Aufgrund fehlender Untersuchungsmethoden können zum jetzigen Zeitpunkt keine expliziten Veränderungen der Darmflora bei Betroffenen festgestellt werden, aber die Dysbiose bzw. ein Ungleichgewicht von gesunden zu krankmachenden bzw. ungünstigen Bakterienstämmen sind fast immer zu finden. Die Auswertung einer Stuhlprobe kann von entsprechenden Laboren durchgeführt werden, und dieser Befund ist häufig wegweisend für die therapeutischen Empfehlungen.

Ein wichtiger Ansatz in der naturheilkundlichen Therapie fast aller Hauterkrankungen ist die Stärkung des Mikrobioms bzw. die Symbioselenkung der Darmflora mit entsprechenden Mitteln. Es kommen Heilmittel wie Symbioflor 1, Mutaflor und/oder Symbiolact pur bzw. comp. oder Omni Biotic 6 bzw. 10 zum Einsatz. Die Symbioselenkung sollte eine Dauer von mindestens 10–12 Wochen haben.

Am besten machen Sie eine Symbioselenkung nicht in Eigenregie, sondern unter fachlicher Anleitung. In Akutphasen und auch in der langjährigen Begleitung Betroffener sollte immer wieder das Thema Darmflora betrachtet oder sogar in den Mittelpunkt der Therapie gerückt werden.

Auch Unverträglichkeiten sollten abgeklärt werden, z. B. mit Hilfe eines Beschwerde- bzw. Ernährungstagebuchs. Hier kann im Verlauf nachgeschaut werden, welche Nahrungsmittel an Tagen mit starken Beschwerden (Haut und/oder Gelenke) vorwiegend bzw. wiederholt verzehrt worden sind.

Ernährungsmedizin

Die Ernährungsmedizin nimmt einen großen Stellenwert bei der Therapie von Hauterkrankungen ein. Oftmals findet man bei Betroffenen ursächlich ungünstige Ernährungsgewohnheiten. Es werden meistens zu viel Weißmehl, Zucker oder Milchprodukte verzehrt.
Eine Ernährungsumstellung ist für eine dauerhafte Linderung der Hautbeschwerden nahezu unumgänglich. Zunächst ein paar allgemeine Hinweise:

- Auf Zucker sollten Sie weitgehend verzichten, denn er ist ein Vitamin B-Räuber (vor allem Vitamin B1) und fördert entzündliche Prozesse im Körper. Gezuckerte Softdrinks sind tabu, Süßigkeiten werden am besten nur als Ausnahme gegessen. Verwenden Sie Zucker wie ein Gewürz – dann haben Sie die richtige Dosis! Anfangs wird dies Überwindung kosten, aber der Erfolg und das neue Wohlgefühl, das nach einiger Zeit entsteht, helfen, die Ernährungsumstellung beizubehalten.
- Weißes Mehl wirkt sehr reizend auf die Darmschleimhaut, also auch weglassen oder deutlich reduzieren.

- Nach aktueller Studienlage kann die Reduktion tierischer Nahrungsmittel Erkrankungen der Haut wie Neurodermitis, Rosazea und Schuppenflechte verbessern. Daher sollten Sie klassische Kuhmilch sowie allgemein Milchprodukte eher vermeiden. Kuhmilch ist oft ein Trigger für einen Krankheitsschub. Es ist ratsam, die Kuhmilch durch pflanzliche Milch wie Mandel- oder Reismilch zu ersetzen.
- Essen Sie kein oder möglichst wenig rotes Fleisch. Dies ist auch in anderer Hinsicht (Krebsrisiko, Darmerkrankungen etc.) ratsam und sinnvoll. Vor allem in Schweinefleisch und Kalbfleisch stecken (wie auch in Eigelb und fettreichen Milchprodukten) die entzündungsfördernde Arachidonsäure oder ihre Verwandten. Wenn Sie nicht auf Fleisch verzichten wollen, wählen Sie mageres Fleisch, am besten Geflügel, da es am wenigsten entzündungsfördernd wirkt – möglichst aus artgerechter, biologischer Aufzucht.

Insgesamt sollte auf die Zufuhr entzündungshemmender Nahrungsmittel geachtet werden. Auf den täglichen Speiseplan gehören daher viel

Gemüse und zuckerarme Obstsorten, gutes Eiweiß – etwa aus Nüssen und Hülsenfrüchten – und hochwertige pflanzliche Öle. Das bereits genannte Leinöl und auch Weizenkeimöl sollten möglichst täglich verzehrt werden, sie enthalten entzündungshemmende Omega-3-Fettsäuren. Die Darmflora unterstützend wirkt zum Beispiel der Kanne Brottrunk oder Kefir; auch regelmäßig verzehrtes Sauerkraut fördert die gesunde Darmflora und kann in der Therapie eine wertvolle Unterstützung sein. Häufig auf dem Speiseplan sollten also folgende Lebensmittel stehen:

- Frisches Obst und Gemüse, je nach Verträglichkeit. Dabei ist Gedünstetes und Geschmortes oft besser verträglich als Rohkost.
- Hülsenfrüchte und Nüsse
- Vollwertprodukte statt Weißmehl, dies gilt auch für Reis und Nudeln.
- Hochwertige Öle wie Lein-, Raps- oder Olivenöl (möglichst täglich)
- Brot oder Brötchen mit hohem Hirse-, Amaranth- oder Mandelmehl-Anteil

Homöopathie und anthroposophische Medizin

Bei jeder der drei exemplarisch beschriebenen Hautkrankheiten wird ein kurzer Block mit bewährten Indikationen aus der Homöopathie ergänzt. Daran anschließend wird die anthroposophische Therapie erläutert. Homöopathie und anthroposophische Medizin richten sich nach dem individuellen Beschwerdebild und den jeweiligen Besonderheiten der Erkrankung. Sie sollten von erfahrenen Therapeuten angewandt werden.

Die anthroposophische Medizin arbeitet neben der Arzneimitteltherapie mit Anwendungen wie etwa der rhythmischen Massage nach Ita Wegman, der Kunst- und Musiktherapie sowie der Sprachgestaltung und der Heileurythmie. Gerade bei schweren Verläufen ist eine Hinzunahme dieser therapeutischen Möglichkeiten ein großer Gewinn. Auch die Biographiearbeit kann förderlich sein, gerade bei starkem seelischem Bezug der Schübe bzw. wenn seelische Probleme, seelische Verletzungen und Traumata Auslöser sind. Weitere Auskünfte, auch über entsprechende Ärzte, Zentren und Therapeuten gibt die Gesellschaft anthroposophischer Ärzte in München (GAÄD).

Neurodermitis

Krankheitsbild

Die Neurodermitis, auch atopische Dermatitis genannt, ist eine anlagebedingte, entzündliche Hauterkrankung mit chronisch-wiederkehrendem Verlauf – so die offizielle Definition. Meistens oder sehr oft tritt sie im Zusammenhang mit einer Pollen-, Hausstaubmilben- oder Tierhaarallergie auf, gelegentlich auch in Kombination mit einem allergischen Asthma bronchiale. Man spricht hier von Erkrankungen des atopischen Formenkreises.

Die Neurodermitis ist eine der häufigsten Hauterkrankungen. In Industrieländern sind etwa 10–20 % der Kinder und 1–3 % der Erwachsenen betroffen. Die Zahl der Erkrankungen nimmt in den letzten Jahren kontinuierlich zu.

Entstehung und Ursachen

Bei der Neurodermitis liegt eine genetische Disposition vor: Ist ein Elternteil betroffen, erkrankt ein Kind mit einer Wahrscheinlichkeit von 30 %. Sind beide Elternteile betroffen, liegt die Erkrankungswahrscheinlichkeit bei 50 %.

Meistens zeigen sich erste Symptome bereits im ersten Lebensjahr des Kindes. Man geht davon aus, dass der Erkrankung eine Störung der Barrierefunktion der Haut zugrunde liegt. Diese wird z. B. durch Mutationen im sogenannten Filaggrin-Gen verursacht. Durch Umweltfaktoren wie Seifen und Reinigungsmittel kann die bereits vorgeschädigte Barrierefunktion zusätzlich geschwächt werden. Dies führt dann zu einem wiederholten Eindringen von Allergenen, wodurch sich die Sensibilisierungsgefahr und die Ekzembereitschaft weiter erhöhen.

Bei der Neurodermitis wird außerdem eine Veränderung der Zellen des Immunsystems beobachtet, besonders der Makrophagen, Mast- und T-Zellen. Diese Zellen erkennen das Eindringen von Erregern oder auch ungewollte Zellveränderungen und provozieren eine Immunantwort. Sammeln sich zu viele dieser Zellen in sogenannten Leukozytenclustern in unserer Haut an, kann ihre Aktivität das Ein- und Auswandern von Entzündungszellen aus dem Blut in die Haut fördern. Dies ist, wie vor Kurzem an der Universität Bonn erforscht wurde, einer der

Auslöser der Neurodermitis.[1] Im weiteren Verlauf kommt es zu einer verstärkten Besiedelung der Haut mit Bakterien (v. a. Staphylococcus aureus) und Pilzen, wodurch wiederum entzündliche Hautreaktionen hervorgerufen werden. Triggerfaktoren sind Wolle, Schwitzen, Pseudoallergene (wie z. B. in Zitrusfrüchten enthalten) und Stress.

Symptome und Diagnosestellung

Die Symptomatik zeigt sich je nach Lebensalter und Akuität mit Rötung, leichtem bis stark ausgeprägtem Juckreiz, Papeln, Erosionen und starker Schuppung des betroffenen Hautareals. Leitsymptome sind fast immer der recht starke Juckreiz und die trockene Haut. Dabei sind bei Säuglingen und Kleinkindern eher Stirn, Kopfhaut und die Streckseiten der Extremitäten betroffen, bei Kindern und Jugendlichen eher die Beugeseiten. Im Erwachsenenalter kommen

---

[1] www.ukbnewsroom.de/neue-zellulaere-entzuendungsmuster-bei-der-neurodermitis-entdeckt

häufig Gesicht und Hals als betroffene Areale dazu.

Beobachtet werden außerdem typische Kennzeichen wie die Doppelung der Lidfalte des unteren Augenlids, Mundwinkelrhagaden (Einreißen der Mundwinkel) und chronisch trockene Lippen, ein genereller Juckreiz beim Schwitzen, eine Unverträglichkeit von tierischer Wolle auf der Haut sowie ein abgeschwächter Rachen- und Lidschlussreflex. Außerdem werden bei Betroffenen häufig diverse Nahrungsmittelunverträglichkeiten beobachtet. Wie schon erwähnt, entwickeln 80 % der Menschen mit Neurodermitis im Verlauf der Erkrankung weitere Symptome wie Heuschnupfen, Tierhaarallergien oder ein allergisches Asthma.

Die Diagnose wird vom Hautarzt anhand der klinischen Symptomatik gestellt. Spezifische Tests gibt es momentan noch nicht, die Symptome sind meistens eindeutig. Ergänzend werden häufig ein sogenannter Prick- oder Epikutantest veranlasst sowie ein Labor mit Gesamt-IgE abgenommen. Gegebenenfalls werden weitere Tests, etwa auf Tierhaarallergie, veranlasst. Bei 20 % der Patienten wird jedoch keine IgE-Erhöhung gefunden, und daher kann diese Testung auch nicht als spezifische Diagnostik angesehen werden.

Die konventionelle Therapie

Die konventionelle Therapie besteht zum einen aus der Basispflege, die vor allem die rückfettende Körperpflege vorsieht. Hier kommen Öldispersionsbäder oder harnstoffhaltige Präparate zum Einsatz. Häufiger Wasserkontakt sollte insgesamt vermieden werden, da die Austrocknung dadurch voranschreitet.

Bei ausgeprägten akuten Symptomen werden für die konventionelle Therapie vor allem Kortisonpräparate verordnet, meistens lokal in Form von Salben. In schweren Fällen werden gelegentlich Kortisonpräparate eingenommen.

Neuere Medikamente sind die sogenannten Calcineurin-Inhibitoren wie Pimecrolimus und Tacrolimus. Sie haben den Vorteil, dass sie keine Hautatrophie (Gewebeschwund der Haut mit Verdünnung einzelner oder aller Hautschichten) verursachen – eine Nebenwirkung der Kortisonpräparate. Allerdings können sich bei dauerhafter Anwendung von Calcineurin-Inhibitoren

Lymphome (bösartige Tumoren der Lymphozyten) entwickeln.

Auch teerhaltige Präparate wie Schieferöle kommen zum Einsatz, möglichst nur bei Erwachsenen.

Die medikamentöse systemische Therapie sieht darüber hinaus den Einsatz von Antihistaminika vor, was gerade bei sehr starkem Juckreiz kurzfristig sinnvoll sein kann. Bekannte Wirkstoffe sind Cetirizin und Loratadin. Auch die Substanz Ciclosporin wird verordnet.

Schließlich wird häufig UV-Licht in therapeutischen Dosen eingesetzt. Dabei ist UV-A1 bei akuter Symptomatik sinnvoll, UV-B bei chronischen Hautveränderungen.

Bei großflächiger bakterieller Besiedelung mit Staphylcoccus aureus werden auch Antibiotika verschrieben, entweder als Salbentherapie oder, in ausgeprägten Fällen, systemisch.

Die naturheilkundliche Sichtweise und Behandlung der Neurodermitis

Konstitution und Umweltfaktoren

Auch die Naturheilkunde sieht im Auftreten einer Neurodermitis gewisse Dispositionsfaktoren als ursächlich an: Häufig ist die Symptomatik vererbt, oder ein Elternteil leidet unter Heuschnupfen oder allergischem Asthma. Darüber hinaus tritt Neurodermitis gehäuft bei Menschen mit blauen Augen, heller Haut, blonden bzw. hellen Haaren auf. Man spricht vom „lymphatischen Typ“. Die Stärkung bzw. Entgiftung über die Lymphwege kann dann im Verlauf eine wichtige Behandlungsoption sein.
Darüber hinaus sind Umweltfaktoren und -gifte wie Schadstoffbelastung der Luft, Klimaveränderung, Hormone in Kosmetik oder Plastikprodukte aus Sicht der Naturheilmedizin mögliche Trigger, um eine atopische Dermatitis zu entwickeln.
Die Naturheilkunde fragt außerdem nach der individuellen Konstitution: Hat die Neigung zur empfindlichen Haut und einer gewissen Dünnhäutigkeit eine Ursache in der Biografie der Patientin/des Patienten? Dazu mehr im Kapitel:

„Die Rolle der Psychosomatik bei Hauterkrankungen“ ab Seite 72.
Man hat in den letzten auch Jahrzehnten beobachtet, dass vor allem Kinder in Städten und eher naturarmer Umgebung erkranken. Kinder, die auf Bauernhöfen aufwachsen und früh mit allen möglichen Allergenen konfrontiert werden, leiden im Durchschnitt etwas seltener an Erkrankungen des atopischen Formenkreises. Eventuell liegt dies an einer Art Desensibilisierung im frühen Kindesalter.

Ordnungstherapie

Die Naturheilkunde kennt zahlreiche Möglichkeiten, um die Neurodermitis sanft zu lindern. Oft sprechen Betroffene auf eine sanfte Therapie besser an als auf die Kortisontherapie der Schulmedizin. Wichtig ist zu verstehen, dass die Anwendung von Kortison lediglich eine symptomorientierte Therapie darstellt, die kurzfristig hilft, aber die Symptome immer wieder nur unterdrückt. Sie folgt daher keinem kausalen Ansatz, der für eine nachhaltige Therapie und Linderung entscheidend ist.
Der naturheilkundlichen Behandlung liegt die Ordnungstherapie zugrunde. Kranke sollten

möglichst nach einem regelmäßigen Rhythmus leben, genug schlafen, Zeit zur Entspannung einplanen und sich häufig bewegen.
Durch die Bewegung wird das oft gestörte Schwitzen reguliert, Giftstoffe und Schlacken werden ausgeschieden. Ideal sind Walking, Jogging oder Radfahren, an möglichst drei bis vier Tagen pro Woche für jeweils 30–40 Minuten. Damit findet eine natürliche Stoffwechselregulation statt, die bei Menschen mit Neurodermitis oft gestört ist.
Zur Ordnungstherapie gehören auch Entspannungsverfahren wie Autogenes Training oder Atemübungen, Bewegungsverfahren wie Qigong oder Yoga. Wie später im psychosomatischen Teil noch deutlich wird, spielt Stress eine entscheidende Rolle bei der Neurodermitis, ebenso die mangelnde Fähigkeit, in sich selbst Ruhe und Sammlung zu finden. Daher sollte ein Entspannungsverfahren möglichst täglich in den Tagesablauf eingebaut werden, um den bei Betroffenen häufig hohen Adrenalin- und Kortisolspiegel immer wieder sanft „herunterzuregulieren". Durch die erhöhten Stresshormon-Peaks kommen meistens auch starke Juckreizattacken zustande.

Hautpflege mit Heilpflanzen

Die Basispflege der äußeren Haut ist aus Sicht der Naturheilkunde ein wichtiges Thema. Hier gelten die schon im Kapitel „Schutz und Pflege der Haut“ genannten Hinweise. Für die kranke Haut gilt dies in besonderem Maße: möglichst naturbelassene, parfümfreie Pflegeprodukte ohne Zusatzstoffe. Geeignete Produkte für die Neurodermitis-Haut sind:

- Naturreines Raps- oder Mandelöl aus biologischem Anbau
- Naturreines, biologisches Kokosöl
- Pflegeprodukte mit Mandel von Weleda
- Pflegeprodukte mit weißer Malve (Babypflege) von Weleda
- Pflegeprodukte mit Mittagsblume von Dr. Hauschka MED
- Vitop forte junior von Dermasence (auch für Erwachsene geeignet, enthält das beruhigende Färberwaid)
- Extroderm von DADO SENS
- Sheabutter-Serie von Martina Gebhardt

In Akutfällen kann aus dem konventionellen Bereich das Lipikar Baume AP von Roche-Posay oder auch die Linie Atopi-Control von Eucerin sinnvoll sein. Dauerhaft sollte jedoch für die tägliche Pflege auf eines der o. g. Präparate umgestellt werden.

Stärkung der Barrierefunktion mit Heilpflanzen

Für die Verbesserung der gestörten Barrierefunktion der Haut wird in fast allen Fällen der Weg über die Organsysteme und die Darmflora durch die Anwendung von Heilpflanzen nötig sein. Unterstützend ist eine gute externe Pflege wichtig und sinnvoll.

Eine der wichtigsten Heilpflanzen, die bei der Neurodermitis zum Einsatz kommen, ist die **Nachtkerze** (*Oenothera biennis*). Nachtkerzenpräparate haben einen nachgewiesenen barrierestärkenden Effekt und können auch langfristig eingenommen werden. Geeignete und bewährte Präparate sind etwa Nachtkerzen-Öl von Hübner oder von Pure Encapsulations (Kapseln). Über den Tag verteilt werden 4–6 Kapseln eingenommen, in Einzelfällen können es auch mehr sein. Viele Betroffene stellen bereits nach wenigen Tagen eine Besserung des Juckreizes fest.

Auch extern kann Nachtkerzenöl helfen. Reines Nachtkerzenöl (z. B. von Primavera) kann auf

die trockene bis sehr trockene Haut 2–3 Mal täglich aufgetragen werden. **Vorsicht**: Nicht auf nässenden oder offenen Hautstellen anwenden.
Weiter hat sich die innere Anwendung von **Borretsch- oder Schwarzkümmelöl** sehr bewährt, beides ist in Kapselform (z. B. von Dr. Wolz, Packungsbeilage beachten) erhältlich.
Vielen Betroffenen hilft auch der regelmäßige Konsum von **grünem Tee**, möglichst aus biologischem Anbau. Der Tee sollte 10–15 Minuten ziehen, um die beruhigenden Gerbstoffe herauszulösen. Über den Tag verteilt können so 3–4 Tassen getrunken werden.

Vorsicht! Nachtkerzen- und Schwarzkümmelöl haben eine leicht östrogenartige Wirkung. Die Anwendung sollte daher in den Wechseljahren oder bei hormonabhängigen Tumoren in der Anamnese nur nach Rücksprache mit dem Arzt erfolgen.

Vermeiden von Auslösern

Ein wichtiger Bestandteil in der Therapie der Neurodermitis ist das Vermeiden von Auslösern in der Nahrung. Zunächst ist es hilfreich, ein Ernährungstagebuch zu führen, in dem man 14

Tage lang auflistet, was zu welcher Tageszeit gegessen wird. Oft kann man auf diese Weise Auslöser für Juckreiz- bzw. Kratzschübe erkennen. Wenn ein Nahrungsmittel in Verdacht steht, hilft es, dieses für kurze Zeit wegzulassen und anschließend einen sogenannten Provokationsversuch zu machen, indem man es wieder zu sich nimmt und die Reaktion beobachtet. Erfahrungsgemäß können folgende Nahrungsmittel Auslöser von Schüben sein:

- Kuhmilch und Milchprodukte, generell Rohmilchkäse
- Nüsse, vor allem Haselnüsse und Walnüsse, auch Nuss-Nougat-Creme
- Hühnereiweiß, Fischeiweiß
- Alkohol
- scharfe Gewürze wie Chili, Pfeffer, aber auch Koriander, Kreuzkümmel und gelegentlich Knoblauch
- Zitrusfrüchte, bei Kleinkindern vor allem Orangensaft

Homöopathie und Schüßler-Salze

Für die begleitende homöopathische Therapie haben sich folgende Mittel bewährt:

- **Silicea** ist das Mittel für den sensiblen Typ mit sehr empfindlicher Haut.
- **Causticum** ist angezeigt bei Menschen mit ausgeprägtem Gerechtigkeitssinn bei gleichzeitiger Hochsensibilität.
- **Natrium muriaticum** ist das Mittel für Menschen, bei denen vor allem ein lang zurückliegender Kummer zentral ist.
- **Thuja**-Patienten sind abwartend, misstrauisch, mit eher geringem Selbstbewusstsein.

Für die Selbstmedikation eignen sich die Potenzen D12 oder D6 gut. Man empfiehlt die Einnahme von 3 x täglich 5 Globuli. Hochpotenzen, die auch das Wesen des Menschen umfassend miteinbeziehen, gehören in die Hände eines erfahrenen Therapeuten.
Auch Schüßler-Salze haben sich in der begleitenden Therapie der Neurodermitis bewährt, hier vor allem Silicea, das Schüßler-Salz Nr. 11, am besten in der Potenz D6: 3 x täglich 2 Tabletten langsam im Mund zergehen lassen. Eine Therapiedauer von mindestens vier Wochen ist erforderlich.

Anthroposophische Medizin

In der anthroposophischen Therapie geht es bei der Neurodermitis darum, die übersteigerte Tätigkeit des Nerven-Sinnes-Systems wieder in Einklang mit der Leiblichkeit zu bringen bzw. sie etwas zu reduzieren. Gleichzeitig heißt dies, die „Aushäusigkeit" der Sinne, wie Rudolf Steiner es nannte, etwas zurückzunehmen und damit die eigene Mitte wieder zu stärken, um mehr bei sich zu sein. Viele Neurodermitis-Betroffene haben ihre „Fühler" im Außen und können sich schlecht abgrenzen. Diese Aufgabe übernimmt dann sozusagen stellvertretend die Haut mit ihrer Symptomatik. Es geht um die Stärkung der Ich-Kräfte, um damit wieder mehr ins eigene Spüren zu kommen.

Entgiftung über den Darm

Eine grundlegende Maßnahme zur Harmonisierung der wichtigsten Stoffwechselorgane wie Leber, Niere, Dünn- und Dickdarm ist auch in der anthroposophischen Medizin die Entgiftung. Ein zentrales Mittel ist **Aquilinum comp**. (Globuli oder Ampullen, WALA). Es enthält u. a.

Mariendistel und homoöpathisierten Löwenzahnextrakt. Damit wird die Entgiftung über den Darm sanft angeregt, Störungen der Darmbewegungen werden beseitigt. Auch eine beschädigte Dünndarmschleimhaut erfährt durch das Mittel nachhaltig eine Stärkung. Man nimmt 3 x täglich 10 Globuli ein. In Krisen mit schwerem Juckreiz kann auch täglich 1 Amp. per os (Einnahme über den Mund bzw. die Mundschleimhaut) eingenommen oder subcutan (unter die Haut) gespritzt werden. Bereits nach 2–3 Wochen tritt die Wirkung ein. Parallel dazu eignet sich ideal die oben genannte Symbioselenkung des Darmes mit den entsprechenden Mitteln (s. S. 18).

Juckreiz und nässende Ekzeme

Ein weiteres zentrales Mittel ist **Calcium Quercus** (Globuli, Ampullen, WALA), das stark juckreizlindernd ist. Es kann nahezu in jedem Stadium der Neurodermitis, vor allem jedoch bei akuten und nässenden Ekzemen, eingesetzt werden. Calcium Quercus ist ein Heilmittel aus gerbstoffreichem Eichenrindenauszug und kalziumreicher Eichenrindenasche. Es hilft, die

Hautbarriere und die Fähigkeit zur Grenzbildung zu stärken – sowohl innerlich als auch äußerlich. Damit wird die Übererregbarkeit der Haut dauerhaft reduziert.
Auch beim häufig parallel auftretenden allergischen Asthma bronchiale sowie bei ängstlichen Patienten eignet sich dieses Mittel sehr gut. Einnahmeempfehlung: 3 x täglich 10 Globuli. Das Mittel kann auch – am besten nach ärztlicher Rücksprache – oral als Trinkampulle (morgens nüchtern) oder als intravenöse Injektion angewendet werden.
Auch **Dermatodoron** (Dilution und Salbe, Weleda) zeigt in der anthroposophischen Medizin bei der Neurodermitis gute Erfolge. Die Leitpflanze hier ist der bittersüße Nachtschatten, der sich besonders bei feucht-nässenden Ekzemen besonders eignet.
Ergänzend ist oft die Gabe **Antimonit** (Verreibung, Weleda) sehr hilfreich. Einnahmeempfehlung: 3 x täglich 1 Messerspitze. Auch äußerlich angewandt als Salbe hilft Antimonit sehr gut zur Juckreizstillung.

Hohe Empfindsamkeit und nervlich-seelische Krisen

Bei hoher Empfindsamkeit des Betroffenen sowie einer nervlich-seelischen Krise oder psychischen Belastung als Auslöser eines Schubes hat sich **Bryophyllum Argento cultum** als Tropfenzubereitung (Weleda) sehr bewährt. Einnahmeempfehlung: 3 x täglich 10 Tropfen. Auch bei Kleinkindern und Säuglingen mit einhergehender Schlafstörung können die Tropfen sehr gut helfen (Zubereitung ohne Alkohol).

Akute Ekzeme

Schließlich kommt dem **Ackerschachtelhalm** (*Equisetum arvense*) eine wichtige Bedeutung in der Behandlung der Neurodermitis zu. Er ist, ähnlich wie die Aloe, eine Art Leitpflanze in der Behandlung vieler Hautkrankheiten.

Ackerschachtelhalm wird entweder extern als Salbenzubereitung (10 %, Weleda), vor allem bei Ekzemen im Akutstadium, oder als innere Anwendung als Equisetum arvense Silicea cultum Dilution Rh D3 (Weleda) angewendet. Einnahmeempfehlung: 3 x täglich 10 Tropfen. Die Anwendungsdauer beträgt etwa zwei Monate.

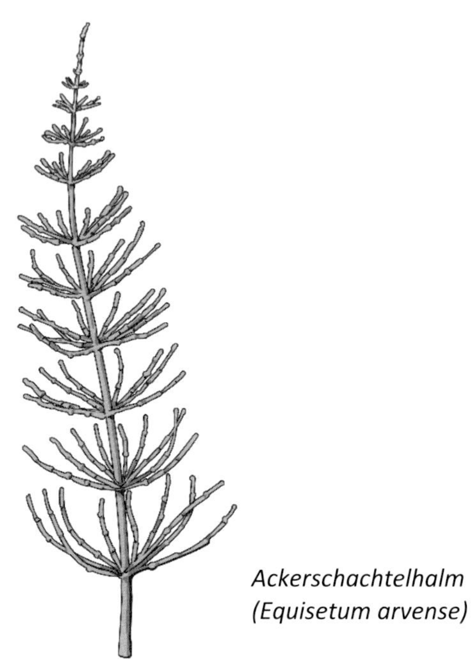

Ackerschachtelhalm (Equisetum arvense)

Der Ackerschachtelhalm wächst zu 90 % unterirdisch und saugt große Mengen an Wasser aus seiner Umgebung auf. Zugleich betont er oberirdisch maximale Formkräfte, indem er in seiner aufrechten, sehr symmetrischen Gestalt das Stängelprinzip ausbildet. In diesem Prozess löst er große Mengen an Kieselsubstanz aus dem Boden und lagert sie linsenförmig als wasserhaltigen Opal an seiner Oberfläche ab. Er bildet damit eine robuste und zugleich elastische Grenzschicht, die das Licht der Umgebung sammelt und nach innen konzentrieren kann. Diese Analogie ist wichtig, damit der Organismus mit diesem Mittel wieder lernen kann, die grenzbildende Tätigkeit auszuüben, die ihm abhandengekommen ist.

Rosazea

Krankheitsbild

Bei der Rosazea, auch Kupferfinne genannt, handelt es sich um eine entzündliche, in späteren Stadien akneähnliche Dermatose des Gesichts. Anfangs treten oftmals Hautrötungen (Erytheme, Flushs) auf, später sieht man erweiterte Äderchen (Teleangiektasien) und Pusteln. Im Spätstadium entwickeln Betroffene gelegentlich ein Rhinophym, eine Art Knollennase.

In Deutschland sind schätzungsweise 5–8 % der Bevölkerung betroffen, in Skandinavien sind es bis zu 20 %, da die Erkrankung vorwiegend bei eher hellhäutigen und hellhaarigen Menschen auftritt. Betroffen sind zumeist Menschen zwischen dem 40. und 50. Lebensjahr, am häufigsten Frauen. Die Rosazea manifestiert sich vor allem im Gesicht, gelegentlich sind auch Kopfhaut, Hals, Brust oder Rücken betroffen. Etwa die Hälfte der Patientinnen und Patienten mit Rosazea leidet unter einer Mitbeteiligung der Augen (Ophthalmorosacea). Häufige Augenentzündungen sowie Verklebungen der Lidränder sollten an eine Rosazea denken lassen und abgeklärt werden.

Entstehung und Ursachen

Die Ursache der Rosazea ist nicht eindeutig geklärt. Vermutet wird eine genetische Veranlagung, die zu einer vermehrten Entstehung von kleinen Blutgefäßen, insbesondere unter Sonnenlichteinfluss, führt.

Eine verstärkte Immunreaktion auf die Haarbalgmilbe Demodex follicularis, die auf der Gesichtshaut vorkommt, wird als weitere Entstehungsursache angesehen. Daneben gibt es folgende weitere Auslöser für die Hautrötungen:

- Hitze, Wasserdampf, starke Kälte
- Alkohol
- Kosmetika mit reizenden Inhaltsstoffen
- bestimmte Lebensmittel, scharf Gewürztes
- hormonelle Umbruchphasen
- körperlicher und psychischer Stress

Symptome und Diagnosestellung

Die Krankheit Rosazea wird in drei Stadien eingeteilt:

- Im Stadium 1 kommt es zur anhaltenden leichten Rötung des Gesichts und der Ausbildung einer sogenannten Couperose, es entstehen keine Pusteln.

- Im Stadium 2 können auch Papeln und Pusteln auftreten, die dann im weiteren Verlauf die Stirn/Haargrenze überschreiten. Hier muss differentialdiagnostisch auch an eine Akne gedacht werden.
- Im Stadium 3 kommt es zur Ausbildung großflächiger, entzündlicher Knoten sowie zu Erweiterung von Talgdrüsen und Bindegewebe. Die Nase vergrößert sich zum Rhinophym. Im Gegensatz zur Akne treten bei der Rosazea aber keine Mitesser (Komedonen) auf.

Die Anamnese und die typischen Provokationsfaktoren, über die Betroffene berichten, sichern zusammen mit einem klinischen Blick auf den Patienten/ die Patientin die Diagnose. Aufgrund der recht häufigen Augenbeteiligung sollte eine augenärztliche Mituntersuchung mit erfolgen.

Die konventionelle Therapie

Die Therapie der Rosazea ist stadienabhängig und richtet sich nach dem Hautzustand. Zum Einsatz kommen Vasokonstriktoren wie Brimonidin (0,33 % Gel) sowie Metronidazol (0,75 % Creme, Gel, Lotion oder Emulsion), Azelainsäure (15 % Gel) und Ivermectin (1 % Creme).

Bei starken Verläufen kommen im Einzelfall auch systemische Antibiotika wie Doxycyclin oder Betablocker wie Carvedilol zum Einsatz. Im Stadium 1 hilft gelegentlich auch die Anwendung der Lasertherapie (CO2- oder YAG-Laser). Häufig kehrt die Symptomatik nach Absetzen der entsprechenden Medikation leider zurück, und die Symptome tauchen unverändert bzw. manchmal verstärkt wieder auf.
Die Schulmedizin kann nicht kausal helfen, es werden lediglich die Symptome behandelt, was im Einzelfall oder bei Superinfektionen der Haut bzw. starkem Leidensdruck mit sozialer Komponente vorübergehend durchaus sinnvoll und nötig sein kann.

Zusätzliche Pflegehinweise

Für alle Stadien der Erkrankung ist ein adäquater UV-Schutz, möglichst mit Faktor 50 oder höher, erforderlich. Auch Kopf, Hals und Augen sollten entsprechend geschützt werden. Auslösende Faktoren sollten reduziert oder gemieden werden, ebenso Kosmetika, die Alkohol enthalten. Gut dagegen sind leichte, nicht reizende Produkte, möglichst seifenfrei oder auf Basis von Thermalwasser, die ph-neutral sind. Nach der Gesichtsreinigung sollte die Haut möglichst trockengetupft werden, reiben oder rubbeln ist zu vermeiden. Eine individuelle Hautberatung ist empfehlenswert.

Die naturheilkundliche Sichtweise und Behandlung der Rosazea

Die Naturheilkunde legt Wert darauf, die Triggerfaktoren näher zu beleuchten und im Einzelfall als „Mitentstehungsfaktoren“ einzuordnen – was dann im Verlauf die Therapie erleichtert. Gerade Stressbelastungen sind bei Rosazea-Betroffenen in der Anamnese häufig zu finden und sollten als Mitursache angesehen werden.

Unverträglichkeiten erkennen

Naturheilkundlich lässt sich die Behandlung der Rosazea sehr gut unterstützen. In leichten Fällen ist die naturheilkundliche Therapie allein völlig ausreichend, nur bei schweren Verläufen kann der Einsatz der Schulmedizin erforderlich sein.

Zunächst ist auch hier die Stärkung bzw. Sanierung des Dünn- und Dickdarmes sehr wichtig, um dauerhaft eine Linderung und Verbesserung des Hautbildes zu erreichen. Häufig findet man bei Rosazea-Betroffenen Unverträglichkeiten gegen Laktose, Gluten oder Fruktose. Deshalb bieten sich vor Beginn einer Therapie entsprechende Blut- bzw. Stuhluntersuchungen an.
Nicht wenige Rosazea-Betroffene haben zusätzlich eine Glutenunverträglichkeit – keine typische Zöliakie, aber eine Sensitivität gegenüber klassischem Weizen. Besser verträglich und bei der Rosazea gut geeignet sind Dinkelprodukte. Sie weisen einen niedrigeren glykämischen Index auf und sind oft bekömmlicher.

Heilpflanzen für die Haut

Eine wichtige Heilpflanze bei der Rosazea ist das Kraut des wilden **Stiefmütterchens** (*Viola tricolor*), aus dem sich ein guter Heiltee zubereiten lässt.
In der Apotheke kann das Stiefmütterchenkraut als fertige Teedroge gekauft werden. 3–4 Tassen pro Tag sind sinnvoll und helfen bereits nach einem kurzen Zeitraum, gerade, wenn die Haut an

manchen Stellen schuppig ist und die Rötungen sehr ausgeprägt sind.

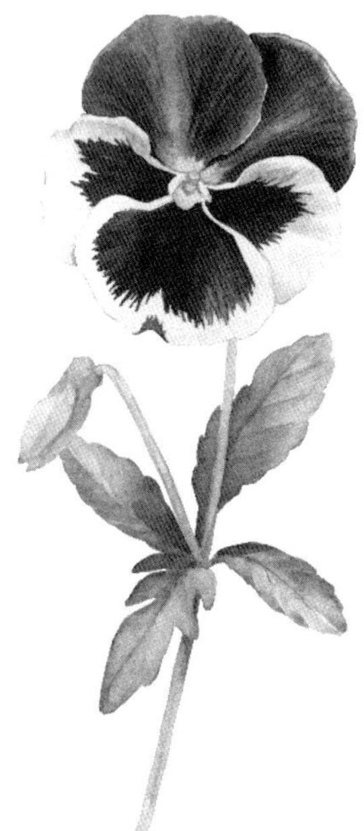

Stiefmütterchen (Viola tricolor)

Äußerlich kann in Akutsituationen mit Umschlägen aus lange gezogenem Schwarztee (ohne ätherische Öle), der abgekühlt ist oder aus dem Kühlschrank kommt, gut Abhilfe geschaffen werden.

Weitere Heilpflanzen, die die Haut extern stärken und beruhigen, sind Purpur-Rotalge (z. B. enthalten in der Rosazea-Linie von Logona oder Dado sens) oder die Weleda-Mandelserie für empfindliche Haut.

Vermeiden von Triggern

Wichtig ist, dass eher weniger an die Haut herangelassen wird als mehr. Die Werbung und die Kosmetikindustrie suggerieren, dass möglichst viele Produkte viel helfen, gerade bei der Rosazea ist aber weniger mehr – dafür gezielt und möglichst mit sehr wenigen Inhaltsstoffen. Hier hilft ein Blick auf die Zutatenliste von Cremes, Lotionen oder Reinigungsprodukten: Je weniger aufgeführt ist, desto besser, da reizärmer. Sehr wichtig ist es, dass die extern angewandten Produkte möglichst keinerlei ätherische Öle (z. B. Linalool oder Geraniol) enthalten, denn diese gelten wiederum als Trigger bei der Rosazea.

Homöopathie

In der begleitenden Behandlung der Rosazea haben sich die folgenden homöopathischen Arzneimittel bewährt:

- **Abrotanum** ist das Mittel für appetitlose, schwächliche Menschen, die zu geschwollenen Lymphknoten neigen.
- **Kalium phosphoricum** hilft schlanken, zu Nervosität und Erschöpfung neigenden Naturen.
- **Kalium sulfuricum** ist gut für Personen, die generell zu chronischen Haut- aber auch Schleimhautreizungen neigen, dickköpfig und eigensinnig sind, jedoch gerne helfen.
- **Nux vomica** ist das Mittel der Wahl für schnell überforderte, generell leicht gestresste Personen, die gleichzeitig auch zu Magen-Darm-Beschwerden tendieren.

Alle genannten Mittel können in der D12 genommen werden. Einnahmeempfehlung: 3 x täglich 5 Globuli langsam im Mund zergehen lassen. Nach 2–3 Wochen sollte der Therapieerfolg überprüft werden.

Im Einzelfall kann die Begleitung, insbesondere die Erhebung der homöopathischen Erstanamnese durch einen entsprechend ausgebildeten Therapeuten, sinnvoll sein.

Anthroposophische Medizin

Entgiftung über die Leber

In der anthroposophischen Medizin hat die Leberbehandlung einen großen Stellenwert. Hilfreich ist hier der Einsatz von **Taraxacum Stanno cultum** (Dilution Weleda). Einnahmeempfehlung: 3 x täglich 10 Tropfen, Beginn möglichst in der D2.

Begleitend kann eine Heilkur von 6–8 Wochen mit dem ebenfalls leberwirksamen Mittel **Hepatodoron** (Weleda) sinnvoll sein. Einnahmeempfehlung: 2 x täglich 2 Tabletten kauen.

Auch die Anwendung von **Schafgarbe**-Wickeln im Bereich der Leber kann hilfreich sein.

Leberauflage mit Schafgarbe

1,5 Liter Wasser mit 3 Esslöffeln Schafgarbe (getrocknet, Apotheke) kurz aufkochen und dann 30 Minuten auf niedriger Flamme köcheln lassen, abseihen. Ein ca. 20 x 15 cm großes Baumwolltuch (z. B. altes Geschirrtuch, Baby-Stoffwindel etc.) gut im lauwarmen Schafgarben-Sud tränken und ausdrücken. Das Baumwolltuch wird feucht-warm für ca. 20–30 Minuten auf die Lebergegend gelegt, etwas abgedeckt und dann mit einer kleinen Wärmflasche oder einem Schal fixiert.

Der Sud kann mehrere Tage verwendet werden. Im Kühlschrank aufbewahren und jeweils vor der Anwendung wieder erwärmen.

Anagallis ist der Acker-Gauchheil, eine bewährte Heilpflanze, die sich ebenfalls günstig auf den Leberstoffwechsel auswirkt und in der anthroposophischen Medizin mit der Mariendistel kombiniert wird. Es können auch Globuli genommen werden (z. B. Anagallis comp. WALA). Einnahmeempfehlung: 3 x täglich 15 Globuli, mindestens 4–6 Wochen lang.

Die seelische Geschlossenheit fördern

Eine wichtige therapeutische Bedeutung hat außerdem der sogenannte **Grauspießglanz** oder **Antimonit** als Verreibung in der D6. Einnahmeempfehlung: 3 x täglich 1 Messerspitze. Er fördert die „seelische Geschlossenheit" und stärkt die Haut von innen heraus in ihrer Barrierefunktion. Die Anwendung ist über mehrere Wochen hinweg erforderlich. Gut begleitet werden kann Antimonit therapeutisch von Anagallis comp. (Ampullen, WALA), das am besten jeden 2. Tag subcutan (unter die Haut) gespritzt wird.

Weiter kann die Anwendung der sogenannten **Akne-Kapseln** bei Rosazea (WALA) sehr hilfreich sein. Obwohl Rosazea nichts mit Akne gemeinsam hat, können Heilpflanzen wie Sauerklee, Rose oder auch die enthaltene Verreibung des Edelsteins Amethyst Linderung bringen. Einnahmeempfehlung: 3 x täglich 1–2 Kapseln, mindestens 3 Monate lang.

Schuppenflechte (Psoriasis)

Krankheitsbild

Die Schuppenflechte (Psoriasis) gehört zu den entzündlichen Dermatosen und zu den häufigsten Hauterkrankungen. Sie tritt chronisch-wiederkehrend auf. Es handelt sich um eine immunologische Systemerkrankung, die vor allem die Haut, aber auch die Gelenke und die Nägel betrifft.

In den westlichen Ländern tritt die Psoriasis unabhängig vom Geschlecht mit einem Vorkommen von 2–5 % auf. Dabei gibt es zwei Manifestationsgipfel: zwischen dem 10. und dem 25. Lebensjahr und zwischen dem 40. und dem 60. Lebensjahr.

Bei schwerer Ausprägung findet man nicht selten Begleiterkrankungen aus dem Formenkreis des metabolischen Syndroms, d. h., Psoriasis-Patienten leiden häufiger an Übergewicht, Bluthochdruck oder Diabetes.

Entstehung und Ursachen

Die Veranlagung zu einer Schuppenflechte ist erblich. Wenn beide Elternteile betroffen sind, liegt die Wahrscheinlichkeit einer Erkrankung bei etwa 60–70 %. Bei nur einem betroffenen Elternteil wird die Veranlagung an etwa ein Drittel der Kinder weitergegeben. Die jeweilige Ausprägung der Erkrankung ist allerdings individuell sehr unterschiedlich und kann durch Lebensstilfaktoren und sanfte Hilfe von außen durchaus beeinflusst werden. Zu den sogenannten „Empfänglichkeitsgenen" für die Schuppenflechte kommen im Verlauf des Lebens Trigger hinzu, die den ersten Schub auslösen. Dazu zählen:

- fieberhafte Infekte (z. B. eine Streptokokkenangina, Masern etc.)
- Medikamente, vor allem Betablocker, ACE-Hemmer, Interferone oder Lithium
- Verletzungen und mechanische Traumata wie OP-Narben
- jahrelanges Benutzen von aggressiven chemischen Kosmetika oder Reinigungsprodukten
- Kontakt mit Chemikalien, Färbemitteln etc. im beruflichen Kontext (z. B. Friseure)
- Strahlentherapie, z. B. im Rahmen einer Krebserkrankung, Sonnenbrand
- starke emotionale Belastungen
- Alkohol und Nikotin

Symptome und Diagnosestellung

Es gibt verschiedene Formen der Psoriasis: Die Plaque-Psoriasis ist mit fast 90 % die häufigste Form. Dabei entstehen 5–20 cm große Herde auf der Haut (Plaques) mit silbrig-weißer Schuppung, besonders an den Streckseiten der Extremitäten, am Steißbein oder am behaarten Kopf sowie am äußeren Gehörgang. Sonderformen der Plaque-Psoriasis sind die Psoriasis palmoplantaris (Befall von Handflächen und Fußsohlen), die Psoriasis inversa (vor allem Befall von Gelenkbeugen) sowie die Psoriasis intertriginosa (Befall etwa von Leisten, Achselhöhlen oder Analfalte).

Bei etwa der Hälfte aller Psoriasis-Patienten kommt es zu einem Befall der Fuß- und Fingernägel. Sie können bei allen Formen der Psoriasis auftreten. Es entstehen sogenannte Tüpfel-Nägel mit 1–2 mm großen Defekten der Nagelplatte. Auch Störungen des Nagelbetts sind häufig, die sich als „Ölflecken“ zeigen. Diese bräunlich roten Flecken gehen meistens vom freien Nagelrand aus. Auch verstärkte Verhornungen der Nägel kommen vor.

Fast ein Viertel der Psoriasis-Patienten hat eine Gelenkbeteiligung. Typisch sind hier geschwollene und druckschmerzhafte Gelenke im Bereich der Finger- und Zehengelenke. Auch Schulter- und Kniegelenke können befallen sein, ebenso wie die Wirbelsäule, insbesondere das Iliosakralgelenk.

In drei Vierteln der Fälle gehen die Hauterscheinungen den Gelenkveränderungen über 5–10 Jahre voraus. Deshalb ist eine gute und ganzheitliche Behandlung nach der Diagnosestellung sehr wichtig. Sie kann den Krankheitsverlauf entscheidend beeinflussen.

Die Diagnose ergibt sich meistens aufgrund des typischen klinischen Erscheinungsbildes. Wichtig ist, die gesamte Körperhaut und nicht nur einzelne Stellen zu betrachten und sie vom Facharzt begutachten zu lassen. Bei Diagnosestellung sollte weiter ein Gelenkstatus erhoben werden und gezielt nach Schmerzen etwa im Bereich von Sehnenansätzen und Gelenken oder tiefen Kreuzschmerzen gefragt werden.

Eine Biopsie (Hautprobe) ist nur in Zweifelsfällen nötig. Ein typisches Zeichen etwa ist das sogenannte Kerzenwachs-Phänomen: Nach Entfernung einer Schuppe auf einer Plaque erinnert

diese an abgekratztes Kerzenwachs. Weitere, typische Zeichen für die Schuppenflechte sind das Auspitz-Phänomen (punktförmige Blutungen) oder das Phänomen des letzten Häutchens (dünne, lamellenartige Hautschicht) unter der verhornten schuppigen Haut, anhand derer der Facharzt die Diagnose absichern kann.
Bei Diagnosestellung sollte eine Laboruntersuchung durchgeführt werden, die Entzündungswerte sowie Rheumafaktor, Autoantikörper wie ANA (antinukleäre Antikörper) und das sogenannte CCP (zyklisches citrulliniertes Peptid) beinhaltet.

Die konventionelle Therapie

Therapeutisch wird bei leichten Formen meistens nur lokal behandelt. Die bekanntesten Wirkstoffe sind Dithranol (Cignolin), Kortison (z. B. Methylprednisolon, Mometason etc.), Vitamin D3-Analoga wie Calcitriol (hier sind auch Langzeitanwendungen möglich, allerdings nur an max. 30 % der Körperoberfläche) sowie Teerprodukte.

In mittelschweren Fällen wird die UV-Therapie eingesetzt. z. B. die PUVA. Bei dieser Lichttherapie, Psoralen plus UV-A, wird die Haut mit photosensibilisierenden Substanzen vorbehandelt und anschließend bestrahlt. Bei der Balneophototherapie wird die Haut in Kombination mit einem 5 %igen Solebad bestrahlt. Problematisch bei der Lichttherapie allgemein ist, dass sie Hautkrebs fördern kann – insbesondere die PUVA bei Langzeitanwendung.
In schweren Fällen wendet die Schulmedizin in erster Linie Immunsuppressiva an, z. B. Ciclosporin, Methotrexat oder (neuere) Medikamente wie die sogenannten Biologicals (Etanercept oder Infliximab). Hier ist das Nebenwirkungspotential nicht ganz so hoch. Gelenkbeschwerden werden teilweise klassisch mit Ibuprofen oder anderen entzündungshemmenden Medikamenten aus der Gruppe der NSAR (nichtsteroidale Antirheumatika) behandelt.
Bei der medikamentösen Therapie sind in jedem Fall regelmäßige Laborkontrollen erforderlich, denn einige Medikamente können auf Dauer nierenschädigend sein (Ciclosporin) und die Leberwerte erhöhen (Methotrexat). Generell sollte die Anwendung möglichst nicht über viele Jahre

erfolgen. Auch in schweren Fällen ist der Versuch einer kausalen ganzheitlichen Therapie sinnvoll.

Die naturheilkundliche Sichtweise und Behandlung der Schuppenflechte

Triggerfaktoren erkennen

Für die naturheilkundliche Therapie spielen die Triggerfaktoren eine sehr wichtige Rolle. In der konventionellen Medizin werden sie nicht immer ausreichend beleuchtet. Gerade Medikamente, Alkohol, Nikotin, gewisse Nahrungsmittel (vor allem scharfe Gewürze, Industriezucker, Weißmehle) oder Stressbelastungen sowie eine dysfunktionale Darmflora können im Heilungsgeschehen sehr wichtig werden.

Auch der Zeitpunkt des Auftretens der Schuppenflechte muss genauer betrachtet werden, da er als Entstehungsursache eine Rolle spielen kann. Biografische Krisen oder ein Jobwechsel, Umzug, eine Trennung oder der Tod eines nahestehenden Menschen können eine Schuppenflechte auslösen und die „schlummernden" Gene anstoßen. Alle Stressbelastungen – kleinere und größere – können einen Schub auslösen. Dabei ist das Stressempfinden für jeden Menschen anders.

Umstimmende Therapie mit Heilpflanzen

Eine wichtige Heilpflanze in der Therapie der Schuppenflechte ist die **Sarsaparille** (*Smilax regelii*), eine im tropischen Mittelmeer heimische Kletterpflanze. Sie gilt in ihrer Heimat als Universalmedizin. Die Sarsaparille wirkt immunsuppressiv, antientzündlich und umstimmend. Außerdem wirkt sie kortisonähnlich. Sie gilt als stark reizend und wird wegen ihrer möglichen Nebenwirkungen auf Nieren und Magen nur noch in homöopathischer Zubereitung verordnet. Einnahmeempfehlung: Sarsaparilla D2, 3 x 2 eingesetzt. **Vorsicht:** Die Sarsaparille sollte nicht zusammen mit Digitalisglykosiden, Hypnotika und Antidepressiva eingenommen werden. Bitte mit dem Hausarzt bzw. einem naturheilkundlich erfahrenen Therapeuten besprechen.
Eine immunmodulierende und entzündungshemmende Wirkung hat auch der **Weihrauch** (*Boswellia serrata*). Er wirkt dämpfend auf überschießende Immunreaktionen. Geeignete Präparate gibt es z. B. von Loges, hier ist zusätzlich

Curcumaextrakt enthalten, der ebenfalls entzündungshemmend und kortisonähnlich wirkt. Diese Kombinationen werden oft bei chronisch-entzündlichen Darmerkrankungen angewendet, in der Off-Label-Therapie[2] haben sie sich mittlerweile recht gut bei der Schuppenflechte bewährt. Einnahmeempfehlung: morgens und abends 1 Kapsel.

Behandlung von Schuppenbildung, Entzündung und Juckreiz

Eine weitere hilfreiche Heilpflanze ist die **Mahonie** (*Mahonia aquifolium*), die vor allem keratolytisch (hornlösend bzw. abschuppend) wirkt und die Schuppenbildung reduzieren kann, ähnlich wie der **Birkenkork**. Eine Creme mit Mahonienextrakt ist z. B. Rubisan (DHU).
Neuere Hinweise deuten darauf hin, dass die **Blutwurz** (*Potentilla officinalis*) eine ähnlich entzündungshemmende Wirkung in der Therapie

---

[2] Off-Label-Therapie bedeutet, dass ein Arzneimittel aufgrund von Erfahrungswerten für eine andere Indikation verwendet wird, als es in seiner Zulassung empfohlen wurde.

der Schuppenflechte aufweist wie eine Hydrokortison-Salbe. Versucht werden kann daher eine Blutwurzcreme (z. B. Akutcreme Potentilla, Dr. Hauschka MED) als intensiv entzündungshemmendes Mittel.

Bei starkem Juckreiz helfen **rückfettende Bäder**, allerdings nicht bei einer frischen Psoriasis pustulosa. Für ein bewährtes Bad geben Sie 1 Glas Vollmilch und 1–2 TL Oliven- oder Weizenkeimöl ins Badewasser. Auch Sole-Kleie-Bäder (eine Art heimische Ersatztherapie für die sehr empfehlenswerte Kur am Toten Meer) entschuppen, Schmierseifenbäder (ca. 200 g Seife auf ein Vollbad) weichen hartnäckige Schuppungen auf. Nach den Bädern sollten sanfte und langsame Hautabbürstungen mit einer entsprechenden Bürste vorgenommen werden. Vielen Betroffenen helfen auch mehrfach in der Woche durchgeführte Milch-Molke-Weizenkleiebäder. Hier sind etwas Geduld und ein individuelles Ausprobieren gefragt.

Täglicher Hautschutz

Als täglicher Hautschutz eigenen sich fettende Salben und Einölungen der betroffenen Partien.

Sehr bewährt hat sich das **Rotöl** (Johanniskrautöl). Damit werden mehrmals täglich die Restherde, trockene Stellen oder schrundige Haut massiert, am besten nach dem Duschen in die noch feuchte Haut einarbeiten. **Leinöl** eignet sich für die innere Einnahme (1–2 TL am Tag). Ähnlich gut wirkt die innere Einnahme von **Sanddornfruchtfleischöl** (täglich 5–10 Tropfen), **Borretschsamen**- oder **Nachtkerzenöl** (z. B. die Präparate von Dr. Wolz und Primavera).
Äußerlich sollte zur Pflege die **Aloe vera** genutzt werden. Aloe vera ist seit langer Zeit wegen ihrer legendären Heilkraft bekannt und wird auf der ganzen Welt verwendet. Im Alten Ägypten galt sie als Pflanze der Unsterblichkeit, deren Saft Schönheit und Gesundheit verleiht.
Die saftig fleischigen Blätter weisen einen einzigartigen Wirkstoffkomplex auf, der beruhigend, durchfeuchtend und mild juckreizlindernd wirkt. Auch die Narbenheilung wird beschleunigt, beschädigtes Gewebe regeneriert schneller. Es gibt in der Apotheke oder im Reformhaus entsprechende Zubereitungen zur äußerlichen Anwendung. Um jederzeit selbst frisches Gel parat zu haben, stellt man sich am besten eine Aloe-

pflanze ins Zimmer und schneidet sich im Bedarfsfall entweder ein ganzes Blatt oder einen Teil ab.

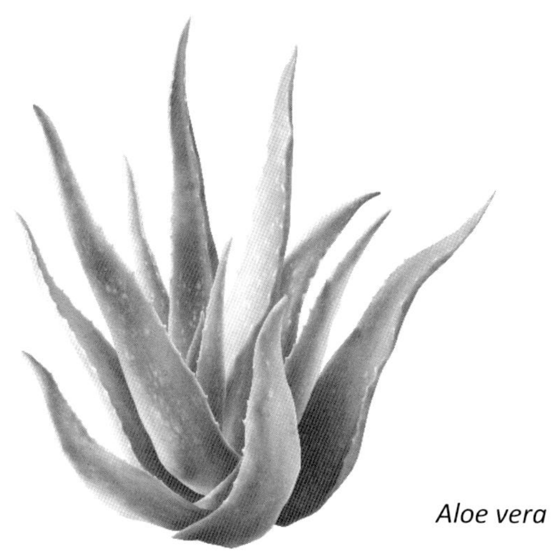

Aloe vera

Entlastung des Darms

In der Ernährungstherapie bei Schuppenflechte ist es sinnvoll, den Darm zu entlasten. Da der Darm unser Immunorgan ist und sich über Nacht regenerieren sollte, ist am Abend nur

noch leichte Kost zu empfehlen (gekocht/gedünstet). Weiter sollte eine lange Essenspause eingehalten werden, 12–13 Stunden am Stück sind ideal. Statt Frühstück lieber ein „Spätstück" und tagsüber möglichst nur 2–3 größere Mahlzeiten zu sich nehmen.
Wenn Snacks konsumiert werden, dann möglichst entzündungshemmende, etwa Nüsse, Naturjoghurt oder ein Apfel. Weiter sollten Betroffene insgesamt mehr Vollkornprodukte verzehren und den Weißmehl- und Zuckerkonsum deutlich reduzieren. Damit ist vielen Betroffenen bereits gut geholfen. Auch wenn es anfangs etwas schwerfällt, kann allein durch die Umstellung der Ernährung bei der Schuppenflechte auf Dauer sehr viel erreicht werden. Auch hier gilt: Es dauert etwas, insbesondere, bis die Darmflora auf den erhöhten Ballaststoffanteil positiv reagiert, aber dann kann sich der gesamte Stoffwechsel erholen und regenerieren. Die Haut und die oft bestehenden Gelenkbeschwerden bessern sich, und die meisten Betroffenen bekommen ein gutes Gefühl dafür, was ihnen ernährungsmedizinisch bekommt und was eher nicht.

Homöopathie

Die drei wichtigsten Homöopathika, die in der Behandlung der Schuppenflechte Anwendung finden, sind:

- **Hydrocotyle asiatica** (asiatischer Wassernabel) wirkt bei starkem Juckreiz. Das Mittel hat eine sehr gute entgiftende Wirkung.
- **Mahonia aquifolium** wird bei starker Schuppung und sehr trockener Haut bei gleichzeitiger entzündlicher Reizung eingesetzt.
- **Sulfur** ist das Mittel bei erhöhter Entzündungsbereitschaft der Haut.

Die drei Mittel können in der D12 genommen werden. Einnahmeempfehlung: 3 x täglich 10 Globuli langsam im Mund zergehen lassen. Nach 2–3 Wochen sollte der Therapieerfolg überprüft werden.
Bei zusätzlicher Gelenkbeteiligung können **Bryonia** oder **Rhus toxicodendron** helfen. Einnahmeempfehlung: D12, 3 x täglich 5 Globuli. Die Anwendung erfolgt über 2–3 Wochen, dann sollte der Therapieerfolg überprüft werden.

Im Einzelfall und bei ausbleibendem Therapieerfolg kann die Begleitung, insbesondere die Erhebung der homöopathischen Erstanamnese, durch einen entsprechend ausgebildeten Therapeuten, sinnvoll sein.

Anthroposophische Medizin

Entgiftung über Leber und Galle

Ein Basismittel in der anthroposophischen Therapie ist das **Choledoron** (Dilution, Weleda), das vor allem die Leber und die Gallenwege in ihrer Entgiftungsleistung unterstützt. Die Leitsubstanzen sind Mariendistel und Curcumaextrakt. Einnahmeempfehlung: 3 x täglich 10–15 Tropfen über mehrere Wochen. Ähnlich wirksam und sehr hilfreich ist die Therapie mit Hepatodoron (Weleda): 6–8 Wochen lang morgens und abends 2 Tabletten kauen.

Salbentherapie

Weiter kann die **Herbstzeitlose** (Colchicum, Tuber, Weleda) sehr gut helfen. In der anthroposophischen Medizin wird sie insbesondere als Salbenzubereitung angewendet, etwa als Colchysat

Salbe (Rezepturpräparat, Apotheke an der Weleda, www.apowelis.de). Anwendungsempfehlung: In den ersten 10 Tagen 2 x täglich dünn auf die betroffenen Areale auftragen, anschließend noch 3 Wochen lang 1 x täglich in der Leiste oder Achselhöhle. Bei Besserung Anwendungshäufigkeit reduzieren. Die Anwendungsdauer beträgt 3–4 Wochen.
Äußerlich kann aus Sicht der anthroposophischen Medizin vor allem der **Grauspießglanz** (Antimonit) empfohlen werden. Es gibt eine wirkungsvolle Salbe (Antimonit 0,4%, Weleda), die täglich 2–3 x dünn auf die betroffenen Areale aufgetragen wird und insbesondere bei starker Schuppenbildung sehr gut wirkt.

Spritzentherapie

Auch kann eine ärztliche subcutane Injektionstherapie mit folgenden Präparaten sehr helfen: **Carbo Betulae** D10, **Formica** D3, **Quarz** D20 (Ampullen, WALA oder Weleda). Die Mittel sollten vorher auf Verträglichkeit (gerade auch Formica), z. B. als Einreibung in den Unterarm, getestet werden. Sie können auch – je nach Fall zu unterscheiden – als gemeinsame Injektion verabreicht werden.

Die Rolle der Psychosomatik bei Hauterkrankungen

Der Zusammenhang zwischen Körper, Seele und Geist ist nicht nur bei Hauterkrankungen, sondern generell bei den meisten chronischen Erkrankungen wichtig. Die Kenntnis davon hilft in der therapeutischen Begleitung. Nachhaltige Heilungserfolge und ein längerfristiger guter Umgang mit Hauterkrankungen wie Neurodermitis, Rosazea und Psoriasis sind möglich, wenn entsprechende psychische Belastungen und/ oder eigene, biografische Lebensthemen angegangen werden. Nicht immer ist man dafür bereit, und man benötigt mitunter Jahre, um etwaige Zusammenhänge zu erkennen, sich aus belastenden Situationen, Systemen oder Konflikten regelrecht zu befreien und dann mit neuen Erkenntnissen und Erfahrungen ein verändertes Leben zu beginnen.

Im Einzelnen ist es wichtig, sich mit einem erfahrenen Arzt/Therapeuten zu beraten, der mit dieser Materie vertraut ist. Ggf. ist auch eine Psychotherapie bzw. Gesprächstherapie notwendig, um die dahinterliegenden Lebensthemen zu erkennen.

Die Haut hat in der Psychosomatik vor allem die Bedeutung der Grenze zwischen der Umwelt, den anderen Menschen und uns selbst. Sie ist die Hülle, die uns umgibt und vor Belastungen aller Art schützt. Sie ist zart und sensibel, andererseits hat sie auch große Kräfte und kann selbst tiefste Wunden heilen. Sie ist ein schlaues und sehr feinfühliges Organ.

Eine heilende Botschaft

Wenn Symptome an der Haut auftreten und stark, heftig, juckend oder schmerzend sind, dann spricht dieses Organ zu uns: Es möchte gehört und gesehen werden. Daher hilft es nicht, die Symptome zu unterdrücken und der Haut damit im übertragenen Sinne zu sagen: Ich möchte das nicht hören, sei still.
Kurzfristig kann die Unterdrückung von Symptomen bei heftigen Schüben notwendig und hilfreich sein, längerfristig führt diese Art von Therapie aber zu verstärkten Beschwerden, und die Haut zeigt dann einmal mehr: Ich habe ein Problem bzw. der Mensch, der von dieser Haut umhüllt ist, hat ein Problem.

Die Haut hat also eine im übertragenen Sinne heilende Botschaft für uns. Es gilt nun, diese Botschaft zu entschlüsseln und, so gut es geht, im eigenen Leben umzusetzen. Dabei gilt – wie in der Psychosomatik allgemein – der Leitsatz: Der Körper übernimmt so lange das Symptom, bis die Seele versteht, was zu tun ist. Dann muss es der Körper nicht mehr stellvertretend tun.

Grenzen erkennen und ziehen

In Bezug auf Hauterkrankungen geht es, wie schon gesagt, meist um das Thema Grenze. Menschen, die von Hauterkrankungen betroffen sind, haben oft im übertragenen Sinne eine dünne Haut, d. h., sie sind feinfühlig und sensibel und können sich nicht gut wehren. Die Aufgabe besteht also darin, sich abzugrenzen, gesunde Grenzen zu ziehen und für sich selbst und die eigenen Themen einzustehen. Den Menschen, die einen verletzen oder sich wiederholt übergriffig in das eigene Leben einmischen, sollte man eine Grenze aufzeigen. Es geht auch darum, zur eigenen Meinung zu stehen – auch wenn diese ganz anders ist als die unseres Umfeldes. Die eigenen Grenzen müssen wahrgenommen und gespürt werden, um sie im weiteren Verlauf gut zu verteidigen. Dann muss die Haut nicht jucken, um zu fragen: Was juckt Dich eigentlich? Was stört Dich? Was behagt Dir nicht?

Zentral kann es werden, im eigenen Leben wieder die Mitte und die Stimmigkeit zu finden, die durch eine gesunde Grenzziehung erst wieder möglich wird. Wenn nicht klar ist, wo meine Grenze beginnt, dann wird sie von anderen immer wieder (auch unbeabsichtigt) überschritten. Und dann bildet die Haut die Grenze aus, indem sie sich zeigt, ausdrückt, juckt, schuppt, ja, vielleicht sogar einen Schuppenpanzer bildet. Menschen, die von Hauterkrankungen betroffen sind, müssen oft wieder lernen, „nein" zu sagen – zu Dingen, zu Menschen, zu Situationen, zu Lebensthemen, die ihnen nicht guttun und die sie nicht in ihrer Entwicklung fördern. Auch das ist eine Form der Grenzziehung.

Die eigene Mitte finden

Schließlich geht es darum, sich den eigenen Themen und Aufgaben zuzuwenden und nicht darum, im Außen nach Antworten zu suchen. Es geht um die innere Sammlung, die innere Mitte, die von der „Hülle Haut" geschützt und umgeben ist. Dabei kann es hilfreich sein, sich selbst zu fragen, was man eigentlich will und welches die eigenen Lebensthemen sind. Es geht um das Entwickeln eigener Ansichten, Interessen, Vorlieben oder Hobbies. Menschen mit Hauterkrankungen sind oft gut darin zu spüren, was anderen guttut und was im Außen so vor sich geht. Sie sind oft sehr empfindsam und nehmen Stimmungen und Emotionen – vor allem die Emotionen anderer – sehr gut wahr. Sie sind meist sehr emphatisch und mitfühlend und können sich selbst dabei nicht gut schützen, verlieren sich oft im Gegenüber. Dann zeigt die Hautsymptomatik: Kümmere Dich wieder mehr um Dich selbst, und zentriere Dich.

Hilfreich sind dazu Methoden wie Yoga, Qigong oder Meditation und alles, was uns wieder zu uns selbst führt. Auch Kunst, Musik/Musizieren oder ein Waldspaziergang können helfen.

Biographiearbeit

Meistens sind chronische Hauterkrankungen mit lebensgeschichtlichen Themen verbunden. Häufig sind Menschen betroffen, die in ihrer Kindheit für einen kranken Elternteil und/oder jüngere Geschwister da sein mussten. Sie haben häufig früh gelernt, Verantwortung zu übernehmen und sich dabei überfordert bzw. wurden überfordert. Hier gilt, dass man nicht über Nacht zu einem anderen Menschen wird, und dies kann auch nicht das Ziel sein. Schon kleine Änderungen bringen sehr viel. Öfter mal zu spüren, wenn sich etwas nicht stimmig anfühlt oder immer mal wieder seine Meinung zu vertreten, wo man bisher geschwiegen hat, sind erste Schritte auf dem Weg zum eigenen Ich.

Es ist wichtig, wieder den behutsamen und liebevollen Umgang mit sich selbst zu lernen. Die sensible Haut, die alle Hauterkrankten grundsätzlich mitbringen, zeigt das Grundbedürfnis nach Schutz und gesunder Hülle an. Diesen Schutz können und sollten wir jedoch nicht bei anderen suchen, sondern es geht darum, sich diesen Schutz-Mantel selbst zu „stricken“ und immer wieder daran zu arbeiten. Oft ist hiermit auch das Thema „Inneres Kind“ bzw. die Arbeit

mit dem bedürftigen inneren Kind gemeint und hilfreich. Auch hier kann eine begleitende Kurzzeittherapie sinnvoll sein.
Nach und nach wird ein roter Faden erkennbar. Oft merken Betroffene dann: Ich hatte einige kratzfreie Tage, konnte wieder besser schlafen etc. – dann ist man auf dem richtigen Weg. Der Körper ist unser Lehrmeister und heilsamer Begleiter – und das Symptom Hauterkrankung kann nach und nach zu einem weisen Helfer werden auf dem Weg zu unserer Individuation, zu unserem ureigenen Leben.

Fallbeispiele und Erfahrungen

Neurodermitis

Krankengeschichte

Die heute 11-jährige Anna wird von mir seit ihrer Säuglingszeit behandelt. Sie war ein lebhaftes Baby und Kleinkind, immer wach und aufgeweckt. Sie schien alles in ihrer Umgebung wahrzunehmen und gut zu beobachten. Gleichzeitig hatte sie von Beginn an einen sehr unruhigen Schlaf. Mit vier Monaten hatte sie erste Symptome von Neurodermitis, die vom Hautarzt zunächst mit Kortison und Antiallergika behandelt wurden. Es wurde jedoch immer schlimmer. Anna schlief kaum eine Nacht durch. Ihre Eltern waren bald am Ende ihrer Kräfte. Die Ehe der Eltern war belastet durch eine Affäre des Ehemannes, was zusätzlich für Unruhe im Haus sorgte. Anna hat wohl alles unterbewusst gespürt, wurde nun auch tagsüber immer unruhiger und quengelte viel.
Das Hautbild war trocken, rot, schuppig, von teilweise krustigem Schorf überzogen. Wenn ich das Kind sah, kratzte es sich eigentlich immer.

Gleichzeitig fiel das von seinem Wesen her wache und freundliche Kind durch eine hohe Auffassungsgabe auf.
Als Anna fünf Jahre alt war, trennten sich die Eltern. Von da an ging es Anna besser, sie schlief besser, und die Kratzattacken wurden seltener. So viel zum biografischen Hintergrund.

Behandlung

Generell behandelte ich Anna wie folgt: Ich führte schon im Säuglingsalter eine Symbioselenkung des Darmes durch, beginnend mit Pro Symbioflor. Bis heute behandle ich die nun Jugendliche immer mal wieder mit einer mikrobiologischen Therapie, die ich regelmäßig den Umständen anpasse bzw. entsprechend abändere. Das Hautbild reagierte von Anfang an positiv, und der Juckreiz wurde schon nach der 1. Woche deutlich besser.
Zusätzlich führte ich eine ernährungsmedizinische Beratung der Mutter durch, die bereits in der Stillperiode ihre Ernährung umstellte, auf Kuhmilch ganz verzichtete und den Zuckerkonsum einstellte. Für Anna als Jugendliche sind Ernährungsregeln zwar aktuell schwierig, aber sie

kann selbst etwas zu ihrem Hautbild beitragen, indem sie etwa weniger Süßigkeiten isst, und dies setzt sie in schwierigen Haut-Phasen immer wieder um.

Sehr geholfen hat Anna im Säuglings- und Kleinkindalter die Behandlung mit Calcium Quercus Globuli sowie Aquilinum comp. (WALA). Auch die regelmäßige Stärkung der Nieren mit Schachtelhalmtee oder Equisetum in der D12 als Globuli halfen ihr. In den letzten Jahren kam Anna mit der Einnahme von Nachtkerzenöl gut zurecht, und darunter besserte sich ihr Juckreiz deutlich. Äußerlich verwendet Anna seit dem 10. Lebensjahr meistens reines Mandelöl aus kontrolliert-biologischem Anbau. Es durchfeuchtet und beruhigt die Haut. Sie benötigt kaum noch Kortison. Auch die Cremes mit Färberwaid helfen ihr, gerade wenn es wieder schlimmer wird.

Gut getan hat meiner Patientin von Kind an die (fast tägliche) Bewegung an der frischen Luft. Anna fährt viel Fahrrad; jetzt hat sie einen kleinen Hund bekommen und ist noch mehr draußen. Hier baut sie Stress ab und lässt den Alltag hinter sich.

Da Annas Haut schon im Säuglingsalter stark betroffen war, wird die Symptomatik vermutlich nie komplett weggehen. Aber Anna kommt nun sehr gut damit zurecht und hat auch ein gutes Körpergefühl und Gespür für sich selbst entwickelt. Sie weiß, wenn sie zu viel Stress in der Schule etc. hat, dann muss sie wieder für Ausgleich sorgen oder dass zu viel Zucker ihr nicht guttut. Insgesamt lässt sich sagen, dass die anfangs massive Symptomatik moderaten Hauterscheinungen gewichen ist und Anna damit sehr gut leben und sich zu einer lebensfrohen jungen Frau entwickeln kann.

Rosazea

Krankengeschichte

Frau H. ist 49 Jahre alt und seit sieben Jahren von Rosazea betroffen. Die Symptome einer milden Rosazea (erweiterte Blutgefäße unter der Haut und Flushs) traten erstmals nach ihrer letzten Schwangerschaft mit dem dritten Kind auf, das sie mit 42 bekam. Anfangs bemerkte sie die Symptomatik kaum, dann aber wurde es schlimmer: Sie hatte nun bleibende Rötungen, erweiterte Äderchen und immer häufiger kleine entzündliche Areale.

Frau H. haderte mit ihrem Äußeren, und nicht selten fühlte sie Scham, auch wenn sie mit Make-up das Haus verließ. Die Haut glühte oft, die Rötungen waren sehr stark, und die medikamentöse Therapie des Hautarztes, die u. a. immer wieder den Einsatz von Antibiotika vorsah, verschlechterte die Symptomatik langfristig eher. Nebenwirkungen wie Durchfälle und ein ständiger Blähbauch stellten sich ein.

Als Frau H. schließlich in die Wechseljahre kam, verstärkte sich die Symptomatik so sehr, dass sie sich an manchen Tagen kaum aus dem Haus traute.

Behandlung

Nach vielen Jahren der schulmedizinischen Therapie kam Frau H. zu mir in die Sprechstunde. Ich leitete eine naturheilkundliche Therapie, bestehend aus einem individuellen Ernährungsplan und einer Darmsanierung ein. Wegen der ständigen Oberbauchbeschwerden ließ ich die Patientin zuvor zunächst gastroenterologisch untersuchen. Es stellte sich heraus, dass sie an einer Laktoseintoleranz und einer Histaminunverträglichkeit litt. Entsprechend passte ich den Ernährungsplan an: Milchprodukte verzehrt Frau H. seitdem kaum noch, und sie achtet auf eine histaminarme Ernährung.

Seit der Stärkung der Darmflora und einer zusätzlich durchgeführten Leberentgiftung mit Hepatodoron und Taraxacum im Wechsel geht es ihr deutlich besser. Die klassisch homöopathische Anamnese ergab bei ihr Nux vomica als Konstitutionsmittel. Frau H. überforderte sich oft, und auch hier setzten wir therapeutisch an. So lernte sie nach und nach, Belastungen zu reduzieren bzw. am Abend gezielt Zeit für Yoga zu reservieren. Durch ihre drei Kinder und einen Teilzeitjob hatte sie sich selbst häufig wenig Zeit gewidmet. Die Haut dankte ihr die neue Selbstfürsorge, das Hautbild wurde deutlich ruhiger. Äußerlich setzte Frau H. jegliche konventionelle Kosmetik ab und verwendet seither nur noch zertifizierte Naturkosmetik, die jedoch frei von ätherischen Ölen und Aromen ist. Vorher hatte Frau H. öfter Rosenöl und Orangenöl angewendet, was aber die Haut zusätzlich reizte. Auch Schwarzteekompressen helfen ihr, gerade in akuten Schüben, die jedoch immer weniger werden.

Insgesamt benötigt sie kaum noch allopathische Medikamente oder Salben, sondern kommt nun mit rein naturheilkundlichen Therapien sehr gut klar. Sie hat einen besseren Zugang zu sich und ihrer Haut gefunden, was den anhaltenden Therapieerfolg erklärt.

Psoriasis

Krankengeschichte

Herr B. ist 68 Jahre und leidet seit der Jugendzeit an Psoriasis vulgaris mit Gelenkbeteiligung. Er kontaktierte mich, nachdem er viele Jahre wegen der starken Gelenkbeteiligung mit Methotrexat behandelt worden war. Die Hautsymptome belasteten ihn zwar auch, aber am meisten litt er unter den teilweise massiven Gelenkschmerzen und entzündlichen Schüben. Seelisch war Herr B. belastet durch die Pflege seiner an einem Schlaganfall erkrankten Ehefrau, die er seit Jahren selbst bewältigte.

Behandlung

Ich behandelte Herrn B. unter anderem mit höherdosiertem Curcumin (Dr. Wolz) und mit Weihrauchextrakt (Loges), zunächst in recht hoher Dosierung, um die Entzündungsreaktion zurückzudrängen. Darunter konnte ich das Methotrexat Stück für Stück reduzieren, so dass aktuell nur noch eine recht geringe Dosis erforderlich ist, die aber bei Weitem weniger Nebenwirkungen aufweist als vorher. Die ständigen

Laborkontrollen werden dadurch auch weniger. Vor allem aber hatte Herr B. von Anfang an das Gefühl, dass die pflanzlichen Extrakte sehr gut helfen und ihm insgesamt ein besseres und auch vitaleres Gefühl geben als die konventionelle Medikation. Die Schmerzen ließen nach, und er konnte wieder besser schlafen.

Parallel schickte ich ihn zur Physiotherapie und zum Faszien-Yoga, beides half ebenfalls. Äußerlich rieb er 3–4 x am Tag die schmerzenden Gelenke (meistens die Knie) mit Aconit-Schmerzöl ein. Sehr gut half ihm auch die Sarsaparille in der Potenz D2, die er bis heute durchgehend nimmt. Zusätzlich riet ich ihm zur Bewegung, die er bis dato eher vermieden hatte. Nun walkt er mit einer Gruppe zweimal pro Woche ca. 60 Minuten. Auch beriet ich ihn ernährungsmedizinisch und half ihm, von seinem recht häufigen Wurst- und Fleischverzehr etwas wegzukommen und sich mit pflanzlich basierter Ernährung zu befassen bzw. mehr basisch wirkende Nahrungsmittel zu sich zu nehmen.

Er holte sich im Laufe der Behandlung Hilfe für seine Frau durch einen Pflegedienst und sorgte insgesamt für mehr Ausgleich, indem er mit 68 (!) anfing, abends zu meditieren. Anfangs war er skeptisch, merkte aber, wie er dadurch an Tagen, die von der Symptomatik eher schlechter waren, etwas gelassener auf den Schmerz und auch auf die Hautsymptome reagieren konnte.

Die Autorin

Dr. med. Isabel Bloss ist Ärztin für Allgemeinmedizin, Naturheilmedizin, anthroposophische Medizin, klassische Homöopathie und TCM/ Akupunktur. Sie war knapp 20 Jahre als niedergelassene Ärztin, darunter über 10 Jahre in eigener Praxis, tätig und betreibt seit 2021 ihre Praxis in einem Online-Format (www.praxis-dr-bloss.de). Hier berät sie bundesweit chronisch kranke Erwachsene, Jugendliche und Kinder.
Isabel Bloss ist seit ihrem Studium auch als Medizinjournalistin und Autorin tätig.

Hilfreiche Adressen

Neurodermitis

Arbeitsgemeinschaft Allergiekrankes Kind
(Elternselbsthilfeorganisation)
www.aak.de

Deutsche Haut- und Allergiehilfe e. V.
www.dha-allergien.de

Deutscher Allergie- und Asthmabund e. V.
www.daab.de

Rosazea

Rosazea Info
www.rosacea-info.de

Deutsche Rosazea Hilfe e. V.
www.rosazeahilfe.de

Psoriasis

Deutsche Rheuma-Liga Bundesverband e. V.
www.rheuma-liga.de

Deutscher Psoriasis Bund e.V. (DPB)
www.psoriasis-bund.de

Die Buchreihe *Was tun bei ...* im KVC Verlag

Alkoholabhängigkeit
Blasenentzündung
Bluthochdruck
Colitis ulcerosa und Morbus Crohn
Demenz
Depression
Diagnose Krebs
Endometriose
Grauer Star und Altersweitsichtigkeit
Grippe und Infekte
Hautkrankheiten
Heilfasten
Heuschnupfen
Husten
Kopfschmerzen von Kindern
Krebs und Nebenwirkungen der Therapie
Mittelohrentzündung
Nackenschmerzen
Nagelpilz
Osteoporose
Parkinson
Post-COVID
Prüfungsangst
Raucherentwöhnung
Rheuma
Schlafstörungen
Schlaganfall
Schmerzen
Trauer und Verlust
Trockene Augen
Wechseljahresbeschwerden
Wundheilung nach Operationen
Zahnfleischentzündung

Natur und Medizin e. V. – Eine starke Gemeinschaft

Ob Pflanzenheilkunde, Schüßler-Salze oder Blutegeltherapie – die Komplementärmedizin ist ausgesprochen vielseitig. Natur und Medizin e. V. und seine fast 20.000 Mitglieder unterstützen die Carstens-Stiftung seit 40 Jahren dabei, Naturheilkunde und Homöopathie wissenschaftlich zu erforschen.

Das Ziel ist eine integrative Medizin, in der moderne Erkenntnisse und traditionelles Wissen, Hochschulmedizin und Naturheilkunde gemeinsam wirken.

Unser Auftrag besteht darin, die Bevölkerung über Nutzen und Anwendung von Naturheilkunde und Homöopathie zu informieren. Ein exklusives Ratgeberangebot, Bücher aus dem eigenen Verlag und die Mitgliederzeitschrift sowie vielfältige Informationen auf unserer Internetseite und in den sozialen Medien liefern fundiertes Wissen und geben Tipps zur Selbsthilfe.

Mit Ihren Mitgliedsbeiträgen, Buchkäufen und Spenden ermöglichen Sie nicht nur wichtige und wegweisende Forschung, sondern Sie tun etwas Gutes für Ihre eigene Gesundheit.

Werden Sie Mitglied, spenden Sie für die Komplementärmedizin, empfehlen Sie uns weiter! Schreiben Sie uns oder rufen Sie uns bei Fragen oder Empfehlungen gerne an – wir freuen uns, dass Sie sich engagieren!
